AF503306

RESPONSABILITÉ MÉDICALE.

INOCULATION

D'ACCIDENTS SECONDAIRES

SYPHILITIQUES

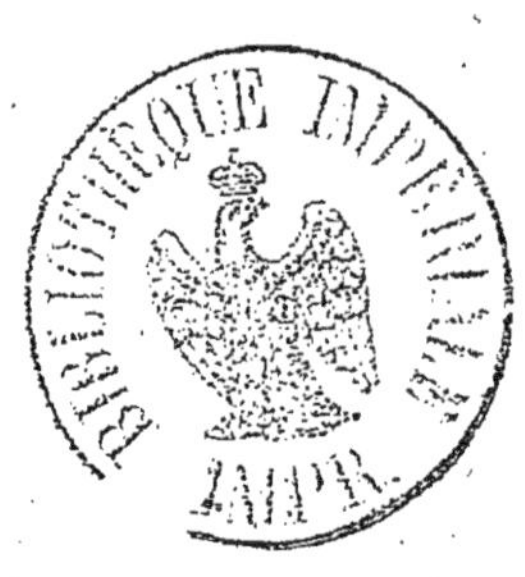

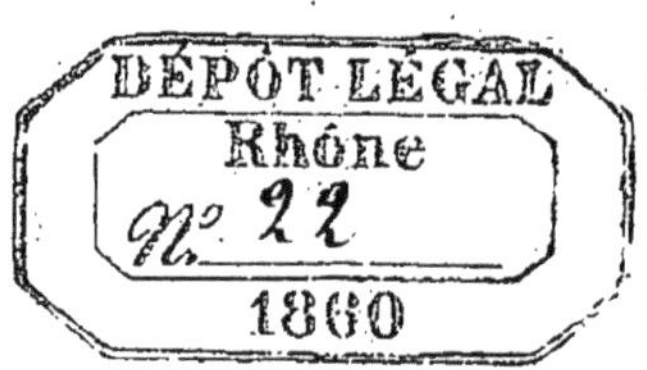

LYON
IMPRIMERIE D'AIMÉ VINGTRINIER
Quai Saint-Antoine, 35

1860

INOCULATION

D'ACCIDENTS SECONDAIRES

SYPHILITIQUES

L'affaire dont nous allons rendre compte, avait attiré à l'audience une grande affluence de docteurs en médecine de notre ville; nous distinguons parmi eux MM. Rollet, Diday, Lacour, Valette et autres; l'honorabilité des prévenus, la position de l'un d'eux, aide-major à l'hospice de l'Antiquaille, le caractère et la qualification de la prévention, tout concourait à rendre intéressante la discussion qui allait avoir lieu. — A midi, l'huissier d'audience appelle l'affaire de M. le procureur impérial contre MM. Guyénot et Gailleton. — M. Roë, substitut, invite les prévenus à s'asseoir auprès de leur défenseur. — Voici en quelques mots le fait qui donne lieu à la poursuite.

Le 4 décembre 1858, un jeune enfant de la Charité, nommé B..., âgé de 10 ans, entra à l'hospice de l'Antiquaille pour être traité d'une teigne faveuse, confluente, qui intéressait tout le cuir chevelu; le malade présentait quelques symptômes de scrofules, sa santé générale était mauvaise. Pendant près d'un mois, la médication ordinaire appliquée à ce genre de maladie, était restée sans effet, lorsque le 7 janvier 1859, M. Guyénot, alors interne des vénériens, demanda au chef de service, M. Gailleton, l'autorisation d'inoculer au malade le pus d'accidents constitutionnels (plaques muqueuses). L'autorisation lui fut accordée et quatre piqûres furent faites au bras droit du malade. — Pendant un mois, aucun résultat ne se montra; le 10 février se manifestèrent deux ulcérations superficielles de deux millimètres de diamètre; dans le courant de mars apparut sur le tronc une roséole qui disparut après six jours de durée. Le 9 avril tout avait disparu, la teigne s'améliorait, se modifiait d'une façon heureuse.

Au mois d'août, la teigne avait complètement disparu; l'enfant se portait à merveille. M. Guyénot publia l'observation dans la *Gazette hebdomadaire de Paris* (15 avril 1859) (1).

Un seul témoin est entendu, c'est le jeune B.... Il déclare que M. Guyénot l'a inoculé le 7 janvier, que l'opération ne lui a pas fait mal, qu'il n'en a éprouvé aucune douleur dans la suite et qu'il se porte très-bien.

M. l'avocat impérial prend la parole pour soutenir la prévention. —Nous regrettons de ne pouvoir donner que l'analyse incomplète de ce discours.

M. l'avocat impérial a déclaré d'abord que les efforts de la science sont dignes du plus grand intérêt, mais que le droit d'expérimenter ne peut rester sans contrôle. Recherchant ensuite quelles sont les conditions d'une expérimentation légitime, M. l'avocat impérial admet comme indispensables les conditions suivantes : 1° La science et le titre de l'expérimentateur. 2° La guérison du malade comme le but unique, essentiel et fondamental; ainsi, par exemple, l'emploi d'un moyen nouveau dans une maladie désespérée et quand on a employé tous les autres moyens. 3. Quand l'expérience a un autre but que la guérison du malade, qu'elle n'est qu'une expérience scientifique, on doit avoir le consentement de l'intéressé.

Après avoir exposé ces principes qui serviront de bases à l'accusation, M. l'avocat impérial fait connaître les faits et reproche à M. Guyénot d'avoir expérimenté sans un titre de docteur, de ne pas avoir eu pour but la guérison du malade.

Arrivant ensuite à l'examen du fait lui-même, M. le substitut reconnaît tous les éléments du délit de blessures volontaires, soit dans la piqûre elle-même soit surtout dans ses conséquences.

(1) M. le docteur Gailleton nous a dit n'accepter que sous toutes réserves cette observation inexacte sur plusieurs points.

Répondant à un moyen que la défense pourra présenter, l'absence d'intention de nuire, il ajoute qu'il faut pour cela se placer au point de vue du malade, qui n'avait pas certes intérêt à ce que l'inoculation fût pratiquée, que le mobile de M. Guyénot était de s'attirer un certain renom, et que dans tous les cas, ayant agi sans droit, il avait commis un délit.

Pour M. Gailleton, la complicité est évidente, l'enfant était confié à sa garde et il ne devait pas donner son autorisation.

M. l'avocat impérial aborde ensuite l'objection que pourra présenter la défense : l'absence de poursuites contre des faits du même genre pratiqués depuis ou auparavant, en disant que l'action du ministère public n'est pas prescrite et qu'il poursuivra quand il le jugera convenable.

M^e Le Royer, avocat des prévenus, se lève à son tour et s'exprime en ces termes :

Je dois remercier tout d'abord M. l'avocat impérial de l'exquise modération dont il a fait preuve vis-à-vis des prévenus, et rendre hommage à la manière élevée dont, à la forme et au fond, il a posé et traité la question importante qui vous est soumise. — Ce n'est effectivement pas un procès de police correctionnelle ordinaire que celui qui fait descendre des hauteurs d'une position acquise à force de travail et de dévoûment aux souffrances humaines, un élu des concours, pour le placer sur le banc de la police correctionnelle. Ce n'est pas une vulgaire poursuite que celle qui émeut si profondément et si universellement le corps médical. Cette cause est digne de votre haute sollicitude, et de vos consciencieuses méditations.

Avant d'apprécier et de discuter le texte de loi qui est invoqué contre les prévenus, il est bon que le Tribunal sache quelles ont été, vis-à-vis de la victime des prétendus délits que l'on nous impute, les conséquences de l'inoculation des accidents secondaires de la syphilis. Nous sommes d'accord, M. l'avocat impérial et moi, sur les faits matériels, il n'en saurait être autrement, puisque c'est sur la déclaration des prévenus eux-mêmes, et sans autre élément, que la prévention s'est basée. Je n'ai donc pas à y revenir. Pour établir les suites du traitement incriminé, je ne me livrerai à aucune allégation, je me contenterai de mettre sous les yeux du Tribunal une consultation des trois chirurgiens en chef des établissements hospitaliers civils de Lyon, et des deux médecins de l'Antiquaille. — Voici cette pièce :

Consultation.

« Les médecins soussignés, appelés à visiter le nommé B., à s'enquérir de ses antécédents et à constater son état actuel, déclarent unanimement ce qui suit :

« Le jeune B., âgé de onze ans, est entré à l'hospice de l'Antiquaille, le 4 décembre 1858, dans la division des teigneux et dartreux. Il résulte des renseignements pris sur le malade et consignés dans sa feuille d'observation qu'il était affecté, à son entrée à l'hospice, d'une teigne faveuse confluente, recouvrant tout le cuir chevelu et datant déjà de plusieurs années, probablement de sa première enfance. Ce malade, d'une constitution faible, d'un tempérament lymphatique bien marqué, avec des signes de scrofule, était alors dans cet état de cachexie chloro-anémique et de débilité générale qu'il n'est pas rare d'observer chez les teigneux dont la maladie a été longtemps abandonnée à elle-même.

« Aujourd'hui, le jeune B. jouit d'une excellente santé. Chez lui, la croissance s'est effectuée régulièrement ; non seulement la teigne est parfaitement guérie, mais l'état général s'est beaucoup amélioré et même complètement transformé. — Il a de l'embonpoint, de la force, réparation du sang et reconstitution de tout l'organisme. Aucun signe appréciable de maladie, sauf un léger eczéma de la main, affection insignifiante dans ce cas et qui n'a rien de spécifique.

« Le 7 janvier 1859, par conséquent peu de temps après son entrée à l'hospice, le malade a été inoculé au bras droit avec une lancette chargée d'un liquide recueilli chez un adulte affecté de plaques muqueuses syphilitiques. Au bout de 28 jours, des ulcérations se sont développées à la place des piqûres et, 48 jours après, une éruption appelée roséole s'est montrée sur le tronc. Un traitement antisyphilitique a été institué, mais au bout d'une dizaine de jours, tous ces symptômes ayant disparu comme spontanément, on ne jugea pas à propos de le continuer. La maladie fut considérée avec raison comme guérie.

« Les soussignés, dans l'examen minutieux auquel ils viennent de se livrer, plus de dix mois après l'inoculation, ont en effet constaté qu'il n'y avait chez cet enfant aucun retour ni vestige appréciable de syphilis ; que par suite chez lui (comme du reste chez les autres malades inoculés de la même manière, tant en France qu'à l'étranger), l'inoculation n'a produit que des manifestations syphilitiques bénignes, qui n'ont rien de comparable aux symptômes graves de certains cas de syphilis naturellement contractée.

« En conséquence :

« Considérant l'état actuel et l'état antérieur du jeune B... ; comparant la santé florissante dont il a aujourd'hui tous les attributs avec la maladie grave, invétérée, rebelle, dont il était affecté, et l'état général déplorable où il se trouvait à son entrée à l'hospice ; tenant compte du traitement régulier, méthodique, et très-habilement dirigé auquel il a été soumis :

« Les soussignés estiment, qu'au total, un véritable service a été rendu à cet enfant par les médecins qui l'ont traité et qu'on ne pouvait ni mieux, ni plus vite le rendre à la santé. »

Signé : Desgranges, chirurgien en chef de l'Hôtel-Dieu. — Rollet, chirurgien en chef de l'Antiquaille. — Berne, chirurgien en chef de la Charité. — Bonnaric, Lacour, médecins de l'Antiquaille.

Me Le Royer, après cette lecture, continue en ces termes : Assurément, Messieurs, ce n'est pas souvent que dans des procès de coups et blessures volontaires, la victime se présente dans de pareilles conditions à votre barre. — Les prévenus ont rendu la santé à ce pauvre infirme, ils l'ont débarrassé en huit mois de cette maladie qui excite le dégoût et provoque la souffrance ; il semble que si le jeune B. a le cœur aussi sain que le corps, grâce à nos soins, il nous doit des bénédictions. — La justice nous réservait une surprise, une poursuite en police correctionnelle ! Il faut convenir que c'est là un étrange résultat.

Examinons, quoi qu'il en soit, la prévention.

On invoque contre MM. Guyénot et Gailleton les articles 309 et 311 du Code pénal. Comment s'exprime-t-il ? « Celui qui aura volontairement porté des coups ou fait des blessures qui n'auront entraîné aucune incapacité de travail personnelle de plus de vingt jours, sera puni, etc. » (Je combine les deux articles). — Ces prescriptions légales sont-elles d'une manière absolue, en acceptant momentanément les faits et leurs mobiles, tels que M. l'Avocat impérial les a formulés, applicables? Je ne le crois pas, et mes motifs sont de deux natures. — Le premier est tiré de ce que la prévention recule devant les conséquences directes des actes du principe qu'elle invoque; le second de ce que l'un des éléments essentiels du délit de coups et blessures volontaire n'existe pas. — Je m'explique. Au titre du Code pénal intitulé : *blessures et coups volontaires qualifiés meurtre*, — il existe un article 310, qui décide que lorsque la préméditation aura précédé les coups portés volontairement et ayant entraîné une incapacité de travail personnel de plus de 20 jours, la peine sera des travaux forcés à temps, et dès lors constituera un crime et non un délit. Or ne résulte-t-il pas de faits acquis au procès, qu'il y a eu préméditation de la part des prévenus, que la maladie a duré plus de 20 jours? pourquoi donc la juridiction correctionnelle est-elle saisie, quand la Cour d'assises seule devrait en connaître? Pourquoi? parce qu'il était certain que pas une Chambre de mise en accusation n'aurait consenti à renvoyer les prévenus devant le Jury dans la circonstance, et que pas un Jury n'aurait condamné de pareils accusés. Et en cela je ne suis que l'organe de toutes les consciences qui se trouvent dans cette enceinte, que l'écho de leurs convictions.

Il y a, dans cette réserve du ministère public et dans l'unanimité de cette opinion, un motif considérable qui bat en brèche la prévention elle-même : je l'ai retournée, en démontrant l'impossibilité morale où elle est de revendiquer les conséquences extrêmes du texte qu'elle invoque, à peine de se briser devant un sentiment de répulsion universelle.

Cette considération formulée, arrivons à un moyen légal tiré du texte et de l'esprit de la loi. — Les coups et blessures ne constituent un délit qu'à la condition d'avoir été portés ou faits *volontairement*. — Qu'entend-on par volontairement? Est-ce simplement le résultat d'un acte de l'intelligence et du libre arbitre de l'agent? Mais il y a autre chose encore : *l'intention de nuire, de faire du mal à autrui*. Sans cette intention il n'y a pas de délit. Pour avoir l'intention de nuire il faut un motif, une vengeance à exercer, une haine à satisfaire; en un mot, à tout effet il faut une cause, si cette cause n'existe pas, il ne reste qu'un acte qui peut donner lieu à une responsabilité civile, mais qui échappe à la répression pénale. — Appliquons au fait ces principes. — M. Guyénot avait-il un motif de haine ou de vengeance contre le jeune B.. ?— Ce serait douter du Tribunal que d'insister sur la négative. — L'enfant avait-il provoqué un sentiment hostile chez ses médecins ? Pauvre déshérité de ce monde, il n'a eu et n'a que des sourires et des remerciements pour ses prétendus bourreaux.

Ainsi donc à ce délit, que les prévenus auraient commis, pas de causes dans les termes des articles 309 et 311 du Code pénal. Il n'est pas fait de blessures dans le sens légal, il n'est pas *volontairement* accompli l'acte qui leur est reproché. — Il est un principe de droit pénal qu'il faut toujours respecter, c'est que lorsque la répression n'a pas prévu un cas, il n'y a lieu ni à poursuite, ni à condamnation. Il peut y avoir lacune, oubli regrettable dans la loi ; l'agent peut être responsable devant la justice absolue dans la sphère de l'ordre moral, il ne saurait l'être devant la justice humaine. — Dès lors, le fait tel que la prévention le pose, et en l'acceptant momentanément dans ces conditions, ne constitue pas un délit de coups, parce qu'un des éléments manque : MM. Guyénot et Gailleton ne devaient donc pas être traduits en police correctionnelle.

Ce moyen, je devais le proposer, mais j'ai hâte d'arriver, je ne dirai pas à la défense, mais à la glorification du fait de l'acte reproché aux prévenus. M. l'avocat impérial a recherché les limites dans lesquelles le médecin était inviolable, et il a posé en principe que toutes les fois que l'homme de l'art n'avait eu pour but que la guérison ou le soulagement du malade, la justice n'avait pas à s'immiscer dans le traitement. La défense accepte cette théorie, mais elle se demande à quoi se reconnaîtra le mobile du médecin. — Sera-ce dans une appréciation de ses dispositions morales ou dans l'examen scientifique du résultat obtenu, des précédents, des raisons qu'il avait de choisir telle voie de préférence à telle autre? Il me semble qu'il ne peut y avoir de doutes sur cette question.

La conscience est fermée aux investigations humaines; quelque puissantes que soient les ressources sociales pour rechercher le mobile d'une action, il n'y a, en dehors des manifestations matérielles que doute, obscurité et ténèbres. Vouloir surprendre la cause morale d'un fait, en s'inspirant des calculs probables du for intérieur de l'agent, c'est livrer la justice à toutes les incertitudes, rendre sa mission impossible, et condamner ses arrêts au scepticisme de tous. — Ainsi donc, que la justice se contente de rechercher ses éléments de conviction dans les faits, et rien que dans les faits, en réservant le jugement du mobile moral à une puissance plus haute que la sienne, infaillible dans ses investigations, infaillible dans ses décisions ! — Pour savoir donc quelle a été l'intention de MM. Guyénot et Gailleton, il faut voir si ces médecins justifient le traitement appliqué au jeune B..., quel que soit d'ailleurs, à côté de la guérison du malade le but qu'ils désiraient atteindre, par les lois de leur art, par les précédents, par l'expérimentation. — A cette occasion il faut que vous sachiez bien, Messieurs, quelles sont les idées et quels sont les principes des prévenus sur l'expérimentation ; pour le vulgaire, c'est un acte téméraire, entrepris sans cause suffisante, dont le but, en espèce médicale, est une douleur nouvelle ajoutée à une douleur préexistante, dans un intérêt de curiosité scientifique. — Ce genre d'expérimentation, mes clients le réprouvent, le flétrissent avec non moins d'énergie et d'indignation que M. le procureur impérial. — Jamais la médecine ne s'est souillée et ne se souillera par de telles pratiques. Quand, dans un but de curiosité scientifique, elle a voulu expérimenter de cette façon, elle n'a pas fait appel au dévoûment d'autrui, c'est sur elle-même qu'elle a procédé. Voilà comment nos médecins agissent, et jamais, dans un hôpital, ni dans une maison particulière, l'expérimentation sans résultat pour le malade n'a été pratiquée.

Mais il est une autre expérimentation licite, morale, sans laquelle il n'y a pas de progrès possibles, sans laquelle nous serions réduits aux pratiques absurdes d'un autre âge, et qui a pour but de provoquer des phénomènes morbides, propres à servir de dérivatifs à des phénomènes naturels, à produire une crise favorable aux désordres existants, plus rebelles aux ressources de la science que la maladie substituée ; on procède du connu à l'inconnu, on s'appuye sur des faits déjà expérimentés.

On se guide par l'analogie, et j'ajoute que le médecin a le droit et le devoir d'étudier les effets, les causes, les lois de ces phénomènes morbides provoqués dans un intérêt scientifique, n'intéressant en aucune façon le malade qui les subit. Sans cela, Messieurs, jamais l'inoculation de la petite vérole n'aurait pu rassurer l'humanité contre les envahissements de cette effroyable maladie ; jamais

Jenner n'aurait pu populariser le vaccin ; jamais le grand chirurgien, dont la cendre est à peine refroidie, n'aurait jeté à l'admiration du monde chirurgical sa célèbre méthode de la réduction des luxations de la hanche,qui occasionne cependant des désordres effroyables pour aboutir en fin de compte à la guérison. Si vous êtes d'une autre opinion, Jenner n'a pas droit aux bénédictions des mères, Bonnet est indigne de la statue qu'on lui prépare ; rayez leurs noms des livres de médecine et inscrivez-les sur les casiers judiciaires de la préfecture de police ! car ils ne sont arrivés à doter la science des bienfaits de leurs travaux que par la méthode expérimentale que je préconise et qui a dirigé mes clients. Faites mieux ; fermez nos écoles de médecine qui sont une de nos gloires. Supprimez la clinique des hôpitaux, car c'est là que se professe chaque jour ma théorie, en provoquant et surexcitant l'émulation des élèves qui, demain, se dévoueront sur toute la surface du pays au soulagement des afflictions humaines. J'ai donc à justifier la tentative faite par les prévenus, et à ce point de vue je le ferai de façon à rassurer les exigences et les susceptibilités de tous. . . . .

L'observation médicale nous apprend que l'on a pu souvent et avec bonheur opérer la guérison de certaines maladies par l'inoculation de certains virus et autres principes morbides. M. Sperino, dans son Traité de la syphilisation, rapporte deux exemples de teigne faveuse, guérie par l'inoculation répétée du pus de chancres primitifs. Ces faits, à la rigueur, pourraient être considérés comme isolés, non suffisants, mais je puis en apporter de plus concluants encore. M. Baumès, ancien chirurgien-major de l'Antiquaille, savant d'une réputation non seulement française, mais européenne, dans un voyage spécial qu'il fit à Turin, pour étudier la syphilisation, en 1854, observa un cas bien plus frappant de teigne faveuse chez une jeune fille de 22 ans, malade depuis l'enfance. — Chose remarquable, dit-il dans une lettre adressée à M. Viennois, au mois d'août 1859, la guérison de la teigne suivit l'apparition de la syphilis et survint avant qu'un traitement spécial eût été institué chez cette femme, soumise auparavant à la syphilisation. M. Bœck, de Christiana, dans une série d'études et d'expériences sur l'inoculation du pus chancreux, a prouvé que ce virus pouvait guérir ou améliorer certaines affections cutanées, rebelles, invétérées. — M. Gibert, le rapporteur de la Commission de l'Académie, sur la question de la contagion de la syphilis secondaire, ne vient-il pas de publier deux faits de guérison de lupus, par l'inoculation du pus d'accidents constitutionnels ? — M. Alquié, professeur à la Faculté de Montpellier, n'a-t-il pas tenté la guérison du cancer par l'application directe du pus syphilitique sur les ulcères cancéreux ?

Le fait que l'on nous impute n'est donc pas sans ressemblance avec beaucoup de ceux connus dans l'histoire de la science. — L'analogie seule conduisait à un résultat identique. Avant la découverte du vaccin, l'inoculation de la variole fut un préservatif et un bienfait ; de nos jours on a essayé l'inoculation de la rougeole et de la scarlatine pour prévenir les complications de ces maladies souvent dangereuses ; pourquoi donc aller au devant du mal pour le prévenir en vitesse? c'est ici que je dois invoquer ce grand principe médical, notre guide en cette circonstance. — Les maladies virulentes inoculées par le médecin et que l'on a pu observer jusqu'ici, ne ressemblent nullement, par leur gravité, à la maladie suivant sa marche naturelle ; ainsi de la variole, des maladies parasitaires, etc. La syphilis ferait-elle seule une exception malheureuse? J'ouvre le travail d'un homme éminent, le professeur Rinecker, de Wurtzbourg, et je vois que pour lui la syphilis naturelle et la syphilis secondaire inoculée, sont choses tellement différentes qu'il appelle la première syphilis et la deuxième syphiloïde ou ressemblant à la syphilis. — Tous les faits produits par cet auteur, tous ceux connus dans la science démontrent la vérité de cette proposition. Ce n'était donc pas la maladie connue sous un aspect dangereux que nous allions inoculer, mais une maladie mitigée, ayant perdu ses principes de malignité. — Le malade B.... en est la preuve évidente et sa maladie fut tellement légère qu'elle céda par les seules forces de la nature, qu'il n'eut pas un seul symptôme donnant l'ombre d'une inquiétude . . . .

. . . .

Me Le Royer aborde ensuite la question du consentement du malade. Il fait remarquer, comme l'a dit M. Gailleton dans son interrogatoire, que ce consentement est en réalité illusoire ; que le malade d'un hôpital consentira toujours à ce qui lui sera proposé sans en pouvoir calculer les suites ; qu'il se confie à la science du médecin.

Le fait reproché aux prévenus est ou n'est pas une action coupable. Dans la deuxième supposition la question du consentement n'a rien à faire ; dans la première, personne ne niera que commettre un délit sur quelqu'un, même avec le consentement de l'individu, ne soit un acte coupable. . . . .

Je viens de démontrer : 1. l'inocuité du traitement, 2° la légitimité de l'application du traitement par l'analogie, 3° par l'emploi de ll'inoculation appliquée à des faits identiques à ceux remarqués chez le jeune B .... Enfin, 4° je vous ai prouvé le résultat heureux du traitement par le malade et sa guérison, en 7 mois, quand il aurait fallu par le traitement ordinaire plus d'une année, avec l'épilation totale de la tête du sujet, c'est-à-dire, un moyen douloureux et d'une durée indéfinie, moyen que nous ne dirons pas infaillible, car ce mot peut se trouver dans le réquisitoire de M. l'avocat impérial, il ne serait ni vrai ni convenant sur les lèvres d'un médecin.

Avant de terminer, j'ai à répondre à une objection de M. l'avocat impérial, au sujet d'une conversation qu'il a eue avec M. Gailleton à l'Antiquaille, et de la publication faite dans un journal médical par M. Guyénot. Il est possible que lors de son entrevue avec l'honorable magistrat, cela est certain, même, puisque ce dernier l'affirme, M. Gailleton ne se soit occupé de l'inoculation qu'au point de vue de la contagion, parce que M. Gailleton ignorait qu'il fût sous la prévention de coups et blessures volontaires. . . . .

M. le Ministre de l'agriculture et du commerce ayant demandé à l'Académie un rapport officiel sur la question de la contagion des accidents secondaires, dans l'intérêt de la médecine légale et de la pratique médicale ; M. Gailleton, au moment de cet interrogatoire, n'a cru avoir à donner que des renseignements sur le fait accompli ; il se croyait interpelé plutôt sur les conséquences de cette inoculation que sur les motifs qui l'avaient déterminé à employer ou à autoriser ce mode de traitement de la maladie du jeune B.... Voilà la réponse que j'adresse à cet argument ; je pourrais lui donner plus de force en spécifiant les circonstances dans lesquelles la conversation rappelée a eu lieu. — C'est inutile. — Quant à la publication faite par M. Guyénot, elle s'explique sans autre conséquence par ce fait qu'il ne s'occupait de l'expérience qu'au point de vue de la question qu'il traitait, sans avoir à indiquer à quelle occasion et dans quel but l'inoculation avait été pratiquée . . . .

Comment, maintenant, serait-il possible, je ne dis pas de condamner, mais d'atteindre d'un blâme la conduite des prévenus?

M. Le Royer résume en quelques mots ses moyens, et après quelques considérations sur l'indépendance du médecin, termine en réclamant l'acquittement pur et simple de MM. Guyénot et Gailleton.

Dr Boucaud.

Attendu qu'il résulte, soit de l'instruction et des débats, soit même de l'aveu des prévenus, que le 7 janvier 1859, à Lyon, par des piqûres faites à l'aide d'une lancette, G.... a inoculé du virus syphilitique à Charles Bouyon, enfant âgé de dix ans;

Qu'à la même époque, G..., averti de l'opération que G.... se proposait de faire, a confié, à ce dernier, l'enfant Bouyon, et l'a autorisé à pratiquer ladite opération;

Attendu que, pour échapper à la responsabilité de ces actes, les prévenus soutiennent : 1o que les faits incriminés ne tombent pas sous l'application de la loi pénale; 2o que le moyen tenté par eux ne l'était pas dans un but purement expérimental, mais qu'il avait principalement pour mobile la guérison du malade, et accessoirement pour effet la possibilité de résoudre une question de médecine des plus importantes et des plus controversées; que, dès-lors, ils ont agi dans la limite de leurs droits de médecins, et ne relèvent que d'eux-mêmes; 3o qu'en tous cas, ils n'ont pas eu l'intention de nuire, la pensée malveillante, élément constitutif d'un délit.

Sur le premier moyen,

Attendu que les caractères des blessures prévus par l'article 311 du Code pénal se rencontrent dans les faits incriminés; que, par l'expression générique qu'elle a employée, la loi a entendu toute lésion, quelque légère qu'elle soit, ayant pour résultat d'intéresser le corps ou la santé d'un individu;

Sur le second moyen,

Attendu que les droits du médecin et ses obligations envers la science ont des limites; que ses droits, il les tire de son dévoûment envers ses semblables, et de son ardent désir de les soulager; que ses obligations envers la science doivent s'arrêter devant le respect dû au malade;

Qu'il suit de là que toutes les fois que, dans l'application d'une méthode curative nouvelle, le médecin aura eu *essentiellement* pour but, la guérison du malade et non le dessein d'expérimenter, il ne relèvera que de sa conscience, et que, dans ce cas, si la médication thérapeutique, par son but, amène par son résultat une découverte scientifique, il jouira légitimement de la considération et de la gloire qui s'attacheront à son nom ;

Mais que telle n'est pas la situation des prévenus, que tout dans la cause, démontre que leur pensée dominante, leur but principal, a été de résoudre, au moyen d'une expérience, la question médicale qui faisait le sujet de vives controverses ; que si, accessoirement, ils ont pu se dire que l'opération pratiquée par eux pouvait éventuellement être favorable à la guérison de l'enfant déjà atteint de la teigne, cette réflexion n'est venue que dans un ordre d'idées très-secondaire ;

Que l'explication contraire, donnée par les prévenus, n'est qu'un moyen de défense imaginé après coup ;

Qu'en effet, interrogé le 17 septembre 1859, par M. le procureur impérial, Gailleton répond que s'il a donné l'autorisation, c'est qu'il était d'avance convaincu de *l'inutilité de l'expérience* ;

Que, dans sa thèse, Guyénot écrit : « le 7 janvier 1859, avec l'au-« torisation du médecin chargé du service des teigneux, qui, comme « nous, ne prévoyait pas le résultat qu'aurait l'inoculation, etc., » c'est-à-dire ne prévoyait pas la transmission de la syphilis ;

Que dès lors les prévenus ne peuvent soutenir avoir voulu traiter à l'aide d'un moyen curatif à *l'efficacité duquel ils ne croyaient pas ;*

Qu'on ne comprendrait pas, dans ce système, pourquoi l'enfant Bouyon, compris depuis quelque temps déjà dans le service de Gailleton aurait été distrait de ce service et confié à G..., pour la seule application d'une méthode curative que Gailleten aurait pu lui-même employer ;

Sur le troisième moyen,

Attendu, pour qu'il y ait délit, qu'il n'est pas nécessaire que l'auteur ait eu le dessein caractérisé et déterminé d'agir méchamment, par haine ou vengeance, mais qu'il suffit qu'il ait agi en connaissance de cause et avec l'intention de satisfaire, au risque de nuire, soit l'intérêt de sa renommée, soit même une passion purement scientifique et désintéressée ;

Que le risque de nuire existait dans l'espèce, qu'au moment de l'opération les effets de l'inoculation, au point de vue de la guérison de la teigne étaient douteux et que peu importe que ces effets aient été favorables à l'enfant qui, d'ailleurs, a continué d'être soumis au traitement habituel ;

Attendu que les faits reprochés aux prévenus sont d'autant plus répréhensibles qu'ils se sont accomplis sur un enfant incapable de tout consentement libre, confié à la charité publique et aux soins des prévenus ;

Attendu que les expériences analogues, faites dans d'autres hôpitaux, si elles ont eu lieu dans des circonstances semblables, ne sauraient, en aucune façon, légitimer celle qui a eu lieu à Lyon.

Attendu que les faits constituent, à la charge de Guyénot, le délit de blessures volontaires, prévu et puni par l'art. 311 du Code pénal, et, à la charge de Gailleton, celui de complicité desdites blessures ;

Attendu, pour l'application de la peine, qu'il est juste de prendre en considération l'honorabilité des prévenus, reconnue par tous, le mobile scientifique qui les a poussé et le peu de préjudice éprouvé par l'enfant ;

Par ces motifs,

Le Tribunal faisant application, à Guyénot et à Gailleton des articles 311, 59 et 60 du Code pénal,

Déclare Guyénot coupable d'avoir volontairemeut, le 7 janvier 1859, à Lyon, fait des blessures au jeune Bouyon ;

Déclare Gailleton coupable d'avoir, à la même époque et au même lieu, avec connaissance de cause, favorisé et facilité Guyénot dans les faits qui ont préparé, accompagné et suivi l'action dont il s'est rendu coupable ;

Et pour répression, condamne Guyénot à 100 francs d'amende, et Gailleton à 50 francs d'amende, et les condamne tous deux solidairement aux dépens.

Ministère public : M. Roé, substitut de M. le procureur impérial.

Plaidant : Me Leroyer.

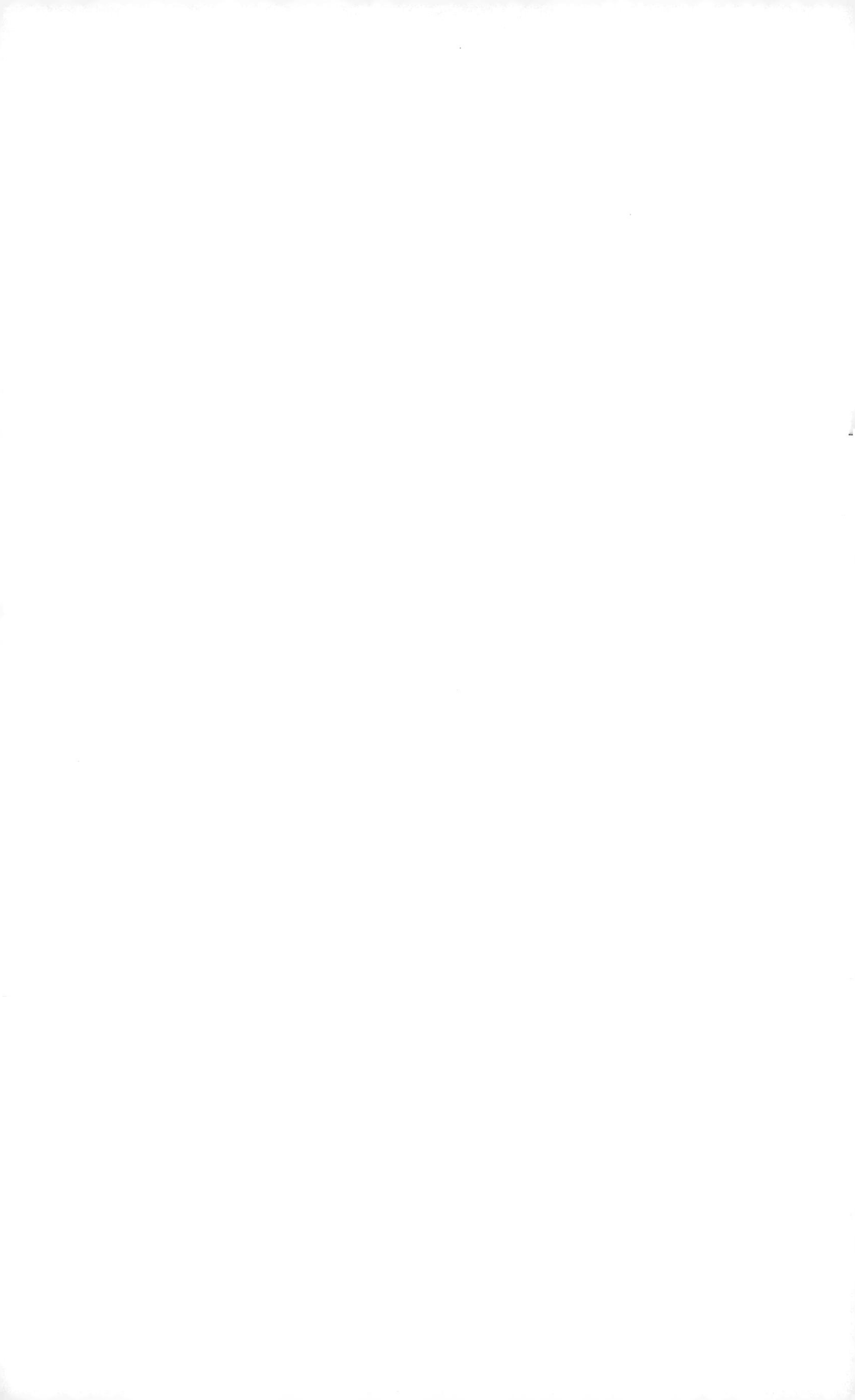

www.ingramcontent.com/pod-product-compliance
Ingram Content Group UK Ltd.
Pitfield, Milton Keynes, MK11 3LW, UK
UKHW021152230726
13926UKWH00001B/69

9 782016 158616